1

COMPARAISON

D'UN ACCÈS D'URÉMIE SANS GRAVIDITÉ AVEC UN ÉTAT ÉCLAMPTIQUE

CHEZ LA MÊME PERSONNE A UNE ANNÉE D'INTERVALLE.

par le Dr FAVRE (Chaux-de-Fonds).

Le cas que j'ai l'honneur de vous soumettre, Messieurs, est un cas d'éclampsie dont j'ai parlé dans cette assemblée il y a un an, lors du dernier congrès d'obstétrique. Les auditeurs d'alors, présents aujourd'hui, se souviendront sans aucun doute d'un cas d'éclampsie que nous avons mentionné dans une statistique, un cas d'éclampsie ou plutôt présentant tous les symptômes de l'éclampsie puerpérale, tandis que réellement il s'agissait d'urémie gravidique, la suite nous l'a prouvé, car la néphrite ne guérit point par la suite, et chose étonnante et contraire à l'idée émise 3 ans auparavant par M. Budin, notre honorable président, dans ce cas d'urémie gravidique et puerpérale, nous n'avions pas une diminution de température, mais, au contraire, une élévation de température considérable pendant les accès jusqu'à 41° C. — Ce cas d'éclampsie, car je crois que le mot peut être conservé jusqu'à plus ample définition de l'une et de l'autre, et pour ma part, j'estime qu'ils seront souvent synonymes, je dis ce cas d'éclampsie s'était résolument déclaré à la suite de manœuvres de notre part pour délivrer sans retard la femme enceinte, ce qui nous avait valu l'an passé la remarque que c'était grâce à nos manœuvres que l'éclampsie s'était déclarée. Chez cette femme, nous n'avions ue précédemment que les prodromes, et c'était précisément les menaces de ces avant-coureurs qui nous servaient et qui nous servent encore dans certains cas d'indication pour intervenir et délivrer la femme, s'il en est temps encore au point de vue d'un résultat favorable. Nous y reviendrons plus tard à la fin de ce travail.

Cette même dame, dont l'albuminurie ne cessa plus depuis lors a eu, il y a 9 mois environ dans un temps sans grossesse, une série d'accès d'urémie ; aussi je trouvai l'aubaine avantageuse pour étudier les différences et les rapports qui existent entre l'éclampsie puerpérale et l'urémie extra-gravidique chez la même personne, dans la même forme de néphrite, n'a-t-on pas assez longtemps discuté et prétendu qu'il y avait des différences capitales entre ces deux affections : l'urémie et l'éclampsie. Il s'agissait de donner une contribution à l'étude, savoir si l'éclampsie se lie étroitement aux affections rénales ou si, comme on a de nouveau prétendu ces dernières années, les néphrites en cas d'éclampsie ne seraient qu'accidentelles, et la vraie cause devrait être cherchée, certains auteurs anglais le prétendent, chez l'enfant et non pas chez la mère. Comme nous n'avons qu'une seule patiente, nous n'avons pu élargir nos conclusions, mais ensuite nous avons joint une série de vues rétrospectives plus générales en se basant non seulement sur ce cas seul du reste très intéressant ; mais sur 96 cas d'éclampsie étudiés par nous pendant nos séjours dans les grandes villes de l'Europe, avec la complaisance des directeurs de clinique d'alors, et pendant 7 années d'expériences personnelles. Nous avons cherché à rester dans l'objectivité pure, mais en vain, car chez l'homme nous n'avons pas pu faire parler la nature par des expériences, par des vivisections, mais nous avons dû nous contenter de conjectures afin d'expliquer quelque peu les différences constatées.

A. **Crises et Températures.** — Mme P., âgée de 35 ans, présenta, pendant l'éclampsie, des accès sous forme de crises très marquées. Ces accès apparaissaient de 6 heures en 6 heures environ. Ils allaient crescendo jusqu'au 3e jour et étaient précisément accompagnés d'exacerbations de température énormes, tandis qu'entre les accès, souvent la température marquait entre 35 et 36° pour atteindre pendant les accès facilement 40 et 41°. Nous rappellerons ici que cette forme d'éclampsie se déclara après la délivrance artificielle de la femme enceinte, comme nous l'avons dit plus haut lorsqu'il y avait une surface chair vive résorbante dans la matrice. Ce point n'est pas sans importance. Depuis le 3e jour, les crises se firent un peu plus rares, c'est-à-dire que les intervalles étaient un peu plus grands. Elles devinrent, depuis le 3e jour, de moins en moins prononcées ; quant à l'intensité, les températures ne montèrent pas si haut, mais au contraire diminuèrent graduellement. Le sensorium sera traité dans un paragraphe suivant.

Chez Mme P., une année plus tard, lors de son attaque d'urémie, la marche de cette dernière maladie ne fut pas par accès, mais elle fut au contraire régulièrement ascendante, sans saccade et la température monta rapidement à 38°,5 pour y rester stationnaire. Nous nous sommes demandé, non sans raison, d'où pouvait provenir ces flux et reflux pendant l'affection éclamptique, tandis que ces accès manquaient pour ainsi dire totalement dans l'urémie extra-gravidique, lors même qu'il s'agissait de la même affection rénale les deux fois.

Nous avons cherché à rapprocher ces accès de la fermeture plus ou moins complète de l'uretère droit que nous avons constaté aujourd'hui, déjà maintes fois en faisant l'obduction d'éclamptiques, un état de l'uretère qui n'existe certainement pas chez l'urémique extra-gravidique, vu que la tumeur de la matrice gravide manque chez ces dernières.

A cet effet, nous avons entrepris l'examen de température très suivi chez des lapins opérés par nous, auxquels nous avions ou enlevé un rein ou ligaturé un uretère, ou ligaturé artère et veine rénales en ayant soin d'injecter préalablement des cultures de microbes déterminés, ainsi que de l'eau physiologique dans la circulation veineuse. Nous n'avons jamais remarqué cette forme saccadée dans la courbe de température de nos lapins infectés et présentant l'hydrémie artificielle. Nous n'avons pas obtenu du résultats positifs, si ce n'est un qui intéresse peut-être plus fort le côté chirurgical (la néphrectomie) que le côté obstétrical de rein, mais comme la question de l'occlusion ou la compression de l'uretère s'est confirmée de plus en plus chez plusieurs éclamptiques, il se pourrait que ce résultat positif trouve son utilité, et c'est pour cette raison que je l'énonce. Chez les lapins qui survivent à la néphrectomie unilatérale, et chez lesquels l'autre rein est sain, visible à l'œil, on est très étonné de voir même, après un mois, six semaines, deux mois et plus, la mortalité s'étendre sur ces sujets apparemment remis de l'intervention chirurgicale. Il semblerait à voir cette mortalité effrayante, non pas dans la première semaine (car, dans les premiers huit jours, elle descend à 70 0/0 joli chiffre, il est vrai), mais cette mortalité devient énorme en étendant la statistique sur plusieurs mois ; il semblerait, dis-je, que l'hypertrophie compensatrice du rein restant n'est pas excessive, mais au contraire, qu'elle place l'existence de l'être dans un état labile qu'une simple secousse peut transformer en décès. Il semblerait, pour s'exprimer chirurgicalement, qu'on raccourcit en enlevant un rein la vie des êtres [1] ainsi traités, et pour s'exprimer obstétricalement et en s'appuyant sur le fait de la compression de l'uretère dans l'éclampsie, l'apparition soudaine même foudroyante des crises semblerait compréhensible par le fait de l'état labile, dans lequel la sécrétion urinaire est placée, depuis des mois de grossesse, vu qu'il n'y a plus cette marge normale élastique que l'on trouve chez la personne saine quant à l'écoulement de l'urine, pouvant supporter des accroissements de travail imposés par les circonstances.

Ces résultats, assez étranges au premier coup d'œil, s'expliquent assez naturellement pour deux raisons :

1° Parce que les auteurs généralement opèrent sur d'autres espèces de sujets plus résistants.

2° Parce que les auteurs ne suivent pas assez longtemps leurs sujets d'expérience. Nous avons choisi précisément le lapin de préférence parce que le lapin est très sensible du côté des rognons, tandis que d'autres animaux d'essais tel le chien et le chat le sont beaucoup moins, même souvent pas du tout, et nous ne pouvons nous associer aux comparaisons de M. Tuffier qui tire du chien ses conclusions selon lui valables pour l'homme. Notre expérience clinique s'y oppose formellement, car nous avons trouvé, chez l'homme généralement, une sensibilité du côté des affections rénales très prononcée, tandis qu'il n'en est pas de même chez le chien par exemple. Il ne nous servirait donc à rien de comparer des animaux à l'homme où la différence clinique concernant le sujet de recherches est si grande, tandis que nous pouvons constater un rapprochement plus fort entre le lapin et l'homme sous le rapport de la sensibilité rénale. Nous concédons volontiers que le lapin dépasse un peu la sensiblité de l'homme, mais les résultats sont d'autant plus visibles. Si quelqu'un de l'honorable auditoire n'était pas convaincu de cette sensibilité de l'homme au point de vue rénal, je rendrai attentif sur les effets d'une simple narcose à l'éther chez les néphritiques peu prononcés, je donnerai le fait combien sont fréquents les cas d'albuminurie dans la population travailleuse, je rendrai attentif comme quoi un coup sur

[1] J'ai dû constater en clinique chirurgicale aussi les mêmes effets qu'en vivisection à condition qu'on étende les observations de ses malades sur plusieurs années. Plusieurs mettent complaisamment la cause de la mort ultérieure de leur opéré dit réussi alleurs dans la présence d'une autre maladie, excuse banale. Mais en présence du très petit nombre de guérisons réellement durables dans la néphrectomie unilatérale les indications pour cette opération se restreindront.

une personne saine, provoque de l'albuminurie qui disparaît quelques semaines après, comme quoi un ou plusieurs efforts déclarent chez une personne souvent une néphrite. Ces cas sont fréquents, je dirai même que j'ai dû très fréquemment le constater.

Pour quitter cette digression et revenir à nos lapins, je dirai qu'ils ne nous donnèrent pas de résultats à forme saccadée par accès, aussi en sommes-nous venu à nous demander si chez Mme P. ces accès de 6 heures en 6 heures n'étaient pas une complication pyémique provenant de la matrice en chair vive résorbant comme toutes les plaies, état qui n'existait sûrement pas chez Mme P. urémique. En présence de cette ressemblance, nous nous sommes arrêtés à cette dernière hypothèse, comme étant la seule plausible et du reste la seule accessible, sans émettre d'autres hypothèses tout au moins très risquées, car pour la pyémie, ces formes à montées très fortes de température avec marche périodique ne sont pas surprenantes, au contraire elles forment la règle. Un point qui milite de plus pour la pyémie dans notre cas clinique, c'est que les températures montèrent de plus en plus jusqu'au 3e jour pour redescendre ensuite après le 3e jour. Dans les plaies de grandes dimensions, la température monte effectivement jusqu'au 3e jour où la plaie se terge pour diminuer ensuite Ainsi, ce serait bien la plaie de l'utérus qui aurait déchaîné notre éclampsie.

B. **Convulsions.** — Chez Mme P., éclamptique, nous avons remarqué que les convulsions étaient de beaucoup plus intenses que chez Mme P. urémique ; tandis qu'en éclampsie, au moment des crises, les convulsions devenaient épileptiformes, en urémie les convulsions manquaient presque totalement. L'explication pour cette quantité énorme de convulsions, nous l'avons apportée il y a quelques années déjà dans l'hydrémie, qui, elle, augmente dans certaines infections, donc dans certaines formes de néphrite, les convulsions, quant à la quantité aussi bien que quant à la qualité. Il ne faut pas oublier cependant que les convulsions ne font pas partie intégrante de tous cas d'éclampsie, il y a certain cas d'éclampsie où elles font presque complètement défaut. Sans forcer les situations, nous croyons avoir trouvé une explication plausible qui permette de résoudre cette augmentation de convulsions dans l'hydrémie qui est propre à la grossesse.

Chez Mme P., éclamptique, le délire était plus complet, plus local, nous dirons même plus maniacal que chez Mme P., uré-

mique : ce que nous croyons pouvoir expliquer de la même façon
que les convulsions précédentes.

C. **Durée et rapidité des symptômes**. — Nous avons remarqué
que chez M^{me}P., éclamptique, le processus marcha avec beaucoup
plus de rapidité que chez Mme P., urémique. La longueur de la
maladie, la promptitude de l'apparition de la perte du sensorium
sont de plus courte durée, mais aussi de force plus intense. Comme
explication, nous avançons le fait déjà cité plus haut que chez
l'éclamptique ; le rognon droit est singulièrement gêné dans ses
fonctions, par les brides du paramenium qui étranglent l'uretère,
ce qui n'est pas le cas pour l'urémie ; aussi, lorsque survient une
nouvelle cause pour l'aggravation de la néphrite, immanquable-
ment les effets de cette aggravation quant à l'écoulement de
l'urine ne se donnent pas sur deux rognons également, mais dans
l'éclampsie sur un rognon plus une quantité variable de rein,
variant selon l'occlusion de l'uretère, tandis que dans l'urémie les
deux reins sont libres. Ainsi dans l'éclampsie les résultats seraient
beaucoup plus prompts.

Cependant nous sommes obligés de reconnaître que comme
mage ces deux affections se ressemblent singulièrement. Les
symptômes de l'écoulement urinaire diminué sont identiques. En
même temps que la quantité d'urine diminue, on trouve la quantité d'albumine augmentée. — Ici nous quittons le cas de Mme P.
pour entrer dans quelques considérations plus générale avec
l'expérience des 96 cas d'éclampsie que nous avons suivis de près
dans notre expérience d'une dizaine d'années.

Il est d'ores et déjà bien établi qu'avec le cas de Mme P., qui
certes est une aubainé, je n'ai nullement l'intention d'expliquer
tous les cas d'éclampsie comparés à l'urémie, car avec un cas cela
serait certainement téméraire. Non, j'ai tenu à expliquer ce cas et
je tiens à croire qu'il n'est pas le seul dans son genre, qu'il y a
encore toute une série de cas qui pourraient peut-être trouver
leur analogie dans sa symptomatologie. Car c'est un axiome que
j'ai émis il y a huit ans, que l'éclampsie est une maladie très complexe et de causes bien différentes, en ceci, semblable tout à fait à
l'urémie, et jusqu'à ce jour je n'ai pas trouvé de raison pour me
départir de cette thèse. Dans la dissertation qui va suivre, j'ai bien
soin d'éviter toute généralisation imprudente et je n'aurai qu'un
regret, c'est de devoir me dessaisir de l'objectivité qui m'est favo-
rite, pour la raison qu'en clinique, donc chez l'homme, l'expéri-

mentation, l'expérience n'est pas possible et que l'on est obligé de se contenter de comparaisons avec différentes espèces d'animaux plus ou moins assimilables à l'homme.

On m'objectera peut-être que des cas en tous points semblables à l'éclampsie ne se présentent point en dehors de la grossesse chez des néphritiques, l'urémie et l'éclampsie seraient quand même deux affections bien distinctes, car il serait étonnant, en admettant dans le cas contraire que ces deux affections ne forment qu'un ou tout comme, que la néphrite extra-gravidique ne donne pas, une seule fois arrivée au point culminant de l'urémie, un cas semblable de fait à l'éclampsie. Ici, dans l'intérêt de la cause, je suis à même de donner deux exemples que j'ai choisis de préférence dans le domaine du sexe masculin afin d'éviter toute compromission avec l'hystérie et tout reproche à cet égard. — L'un de ces jeunes gens âgés de 19 ans donna deux crises éclamptiformes à quelques minutes d'intervalle réellement de beaucoup plus belles et beaucoup plus typiques, s'il est permis de s'exprimer ainsi que je ne les ai jamais vus chez de vraies éclamptiques, aussi paradoxal que cela puisse paraître. Ce jeune homme tomba, après une grande et pénible course qu'il avait dû exécuter et après avoir jeûné toute une matinée et s'être plaint le matin de maux de tête, je dis, tomba sans connaissance par terre comme une masse inerte ; puis au bout de quelques secondes les convulsions en tous points semblables aux convulsions épileptiques, cependant sans trace d'écume sur les lèvres. Ce premier accès dura 5 minutes environ, puis survint une relâche des convulsions avec apparition de coma d'une durée de 10 minutes environ, sur quoi survint une phase nouvelle de convulsions qui dura 12 minutes environ, puis le malade ouvrit les yeux, balbutia quelques paroles délirantes, pour s'endormir cette fois d'un sommeil naturel qui ne dura pas. Je pris des informations auprès de l'entourage qui n'avait jamais observé quelle crise que ce soit : aussi nous nous fîmes un devoir d'examiner sans retard non seulement la première urine qui se trouva fortement albumineuse, mais bien toute une série d'urines pendant que la personne suivait le traitement antinéphritique. Il y a maintenant trois ans de cela, et depuis, notre malade que je n'ai pas perdu de vue n'a plus revu de crises non seulement, mais aussi son urine s'est singulièrement amélioré.

Le second cas étant analogue au premier, nous le tairons pour éviter les longueurs. Dans ce cas, nous pouvons exclure l'hystérie, non pas à cause du sexe exclusivement, mais en raison de la marche de la maladie ; et par conséquent nous pouvons affirmer que les mêmes crises se présentent dans l'urémie hors grossesse comme dans l'éclampsie pur sang. Pour ma part, je le répète parmi les nombreux cas d'éclampsie que j'ai observés dans les grands centres de l'Europe que j'ai visités et parmi les cas d'éclampsie que j'ai soignés moi-même, je n'ai jamais vu de cas aussi classique, aussi beau que celui d'un de ces jeunes gens surtout. De ce moment l'objection tombe.

Du reste, même encore en admettant, ce qui n'est pas, que l'urémie ordinaire ne présente jamais ou rarement de symptômes que l'éclampsie nous offre, cela ne serait pas une preuve suffisante qu'il y ait lieu d'en faire deux maladies différentes, car nous avons remarqué souvent que certaines espèces de néphrites donnent une forme d'urémie bien différente des accès d'urémie d'autres genres de néphrites. Je rappellerai les formes de néphrites aiguës avec les brûlures qui présentent toujours un groupe classique de symptômes et toujours le même et bien différent d'autres formes de néphrites aiguës. Aussi qu'y aurait-il d'étonnant à ce que la néphrite des femmes enceintes présente un groupe de symptômes *sui generis* le même ou approchant dans chaque cas ? Mais comme nous avons vu des cas analogues à l'éclampsie se présenter dans l'urémie simple et comme même dans l'éclampsie les groupes de symptômes sont loin d'être uniformes, mais au contraire présentent chaque fois de nouvelles variantes, on voit d'ici que nous n'avons pas besoin de recourir à une forme toute spéciale de néphrite propre à la grossesse avec ses symptômes.

Une objection plus sérieuse est le fait avancé par quelques-uns que dans certains cas d'éclampsie l'albuminurie aurait fait défaut ; car alors, dans l'affirmative, l'albuminurie ne deviendrait plus qu'accidentelle. J'ai observé, pour ma part, pendant dix ans que j'ai étudié cette matière, 96 cas d'éclampsie et examiné soigneusement leurs urines.

Mais jusqu'à ce jour je n'ai jamais pu trouver un seul cas où l'albuminurie fasse défaut. J'en suis venu à douter très sérieusement de la valeur des affirmations de certains auteurs qui affirment toujours à nouveau qu'il se présente certains cas sans albuminurie[1]:

---

[1] Il ne s'agit, bien entendu, point de recherches récentes et contemporaines, mais ces auteurs vont régulièrement remorquer de vieilles données datant de 50 années environ et c'est toujours ces mêmes données que l'on voit figurer comme contre-partie chez les auteurs d'aujourd'hui.

Sans enlever aucunement la valeur aux travaux de nos aïeux, tout le monde reconnaîtra que les recherches sur les néphrites en général ont depuis lors bien

J'en doute encore plus parce que les examens d'urines ne sont souvent pas faits par la personne, par l'auteur même, mais bien par différents assistants plus ou moins consciencieux et aussi plus ou moins capables, mais dont l'écriture plus tard indistinctement (pour la bonne raison que leurs noms ne figurent pas sur les anamnéses) a l'honneur de faire autorité lorsqu'elle se trouve sur les feuilles de maladie. Bien plus, il est nécessaire, dans certains cas de maladies rénales, d'examiner toute une série de fois les urines avant d'arriver à des résultats concluants. Malgré cela, beaucoup de personnes même autorisées ne se donnent pas la peine de refaire les réactions. Mais comme illustration des différentes opinions qui peuvent surgir devant des cas d'albuminurie, j'en ai un présent à la mémoire parce qu'il est officiel et qui montre combien il faut être prudent en niant la présence d'albumine dans l'urine et combien il faut être prudent en accueillant les résultats d'examens d'urine. Dans l'intérêt de la cause, je vais résumer ce cas officiel :

Un jeune homme, ayant souffert d'une albuminurie avec symptômes d'urémie prodromique, se remit peu à peu, mais six mois après il dut se présenter au conseil de revision naturellement en Suisse. Chez nous, l'albuminurie chronique est susceptible de réforme totale ; aussi, comme ce jeune homme présentait assez souvent, surtout après les fatigues, de l'albuminurie assez intense, nous lui fîmes un certificat assurant qu'il souffrait depuis six mois d'albuminurie et rendant le cas suspect concernant la chronicité de la néphrite. En pareil cas, il y a renvoi d'un an. Eh bien! les trois médecins du conseil de revision décidèrent après l'examen de l'urine, qui d'après eux était négatif, l'admission pure et simple du conscrit. Sur quoi, quelque temps après, nouvelle rechute intense d'albuminurie du jeune homme, puis nouveau certificat et examen de recours par trois nouveaux médecins. Ces trois nouveaux médecins trouvèrent aussi un résultat négatif et l'admission fut confirmée. Le lendemain donc, un seul jour après, le jeune homme se présente chez nous en se plaignant de points sur les côtés et l'examen de l'urine nous donne de l'albuminurie en faible dose. Sur quoi je fais appeler un confrère et un chimiste et tous les trois nous constatons de l'albuminurie, naturellement pathologique. Nouveau recours auprès du médecin en chef qui renvoie la décision définitive à l'entrée au service du jeune homme

éclairé la situation qui avait et qui a encore aujourd'hui bien besoin de lumière, manière de dire qu'il reste encore beaucoup pour avoir élucidé tous les points obscurs.

qui sera exempté, car aujourd'hui encore après 15 mois depuis sa maladie, l'albuminurie n'a pas disparu. Nous donnons cet exemple pour montrer que nos doutes, que nous avons émis plus haut ont véritablement corps et âme, puisque six médecins d'un côté prétendent qu'il n'y a pas d'albuminurie, tandis que deux autres médecins et un chimiste prétendent le contraire, car le fait est visible. Évidemment cette divergence d'opinion provient probablement de ce que les six médecins des conseils de revision attendaient de l'albumine en réaction en telle quantité, qu'on puisse la couper au rasoir, ce qui n'était assurément pas le cas. Nous avons constaté du reste chez de nombreux néphritiques des formes mortelles de faible albuminurie. La quantité d'albumine n'est pas toujours proportionnelle à la gravité du mal de Bright. Nous en tirons la conclusion que les cas d'éclampsie où l'albuminurie est niée doivent être soigneusement éliminés, car pour ces cas un examen méticuleux serait nécessaire, précision dont les auteurs qui mentionnent ces cas ne parlent pas.

Jusqu'à plus amples détails sur des statistiques modernes, car les statistiques antiques n'ont qu'une valeur relative, nous le répétons : il est bon d'éliminer cette infime minorité, ces cas qui soit disant ne présentaient pas d'albuminurie, car pour ma part, je suis loin d'y trouver la garantie nécessaire pour oser argumenter.

Nous le répétons, sur 96 cas observés par nous avec soin, jamais l'albuminurie n'a fait défaut ; aussi je me défie de ces rares exceptions énoncées plus haut, et nous estimons, tout en restant dans l'objectivité que la néphrite fait partie intégrante de l'éclampsie et ne l'accompagne pas accidentellement. La cause de la néphrite, je l'ai fournie antérieurement par l'occlusion d'un uretère droit plus ou moins prononcé par compression des fibres du paramètre droit. Il ressort que l'éclampsie est une forme d'urémie ou mieux plus général, de toxémie[1] qui trouve sa pareille même chez l'homme *cum grano*.

La cause de l'éclampsie est-elle chez l'enfant ou chez la mère ? — Certains auteurs anglais ont prétendu que la cause de l'éclampsie doit être cherchée chez l'enfant et c'est à tort, nous en avons

---

[1] Je remplace le terme Ptomainæmie par Toxémie, car la définition de Brieger de ptomaïne (substance non venimeuse) et toxine (substance vénéneuse) n'a pas été acceptée par le monde scientifique, aussi je renonce à l'acception Brieger pour me joindre à la terminologie qui correspond mieux à mes conclusions. Nous laissons ainsi le terme de ptomaïne aux produits cadavériques, le terme primitif.

la certitude d'après le cas suivant : Mme M., âgée de 28 ans, eut la quatrième couche dans des conditions normales. Les suites furent normales apparemment. Le 8e jour après l'accouchement elle se leva donc un jour trop tôt, puis le 9e jour elle fit une lavée. une lessive ; le 10e, le 11e et le 12e jour cette dame se plaint de maux de tête. Le 12e jour au soir elle est prise d'une angoisse indescriptible subitement, quelque peine à respirer puis quelques minutes après elle perd connaissance et la série des convulsions commence qui durèrent 15 minutes environ. Mme M. se repose quelques instants après assez tranquillement mais sous forme de coma, puis ouvre les yeux et se met à délirer d'une façon excessivement bruyante et violente.

Elle veut sortir du lit, sauter par la fenêtre, appelle le nom de personnes, crie même, ne reste jamais trois secondes tranquille, mais au contraire se remue, saute dans son lit avec un délire complet pendant toute une journée et demie. Application de morphine et diurétiques. L'examen de l'urine donne une quantité très forte d'albumine. Trois semaines sont nécessaires jusqu'au jour où le délire disparaît totalement ; mais au bout d'une journée et demie déjà on s'aperçoit qu'une amélioration sensible s'est faite dans son état. L'albuminurie a disparu au bout de quatre semaine de traitement depuis le jour de l'accès.

Ensuite de l'audition de ce cas, il n'est sûrement de doute pour personne qu'il s'agisse ici réellement d'éclampsie, car cette forme tumultueuse et surtout à longue durée ne se rencontre guère que dans l'éclampsie. Alors que feront nos auteurs anglais avec leur hypothèse que la cause de l'éclampsie doit être cherchée chez l'enfant? Ces messieurs en seront certainement pour leurs frais. On m'objectera que pareil cas ne se présente presque jamais, que des crises d'éclampsie se déclarent au douzième jour ; sur quoi je répondrai que moi-même j'en étais très étonné, aussi j'en cherchai la raison et je puis dire que je crois avoir trouvé la raison ou la cause qui provoque le déchaînement des symptômes connus sous le nom d'éclampsie, qui provoque la poussée qui fait perdre l'équilibre à cet état habile que nous avons nommé plus haut et qu'on appelle précisément éclampsie.

Une nouvelle cause provoquant l'éclampsie. — A la suite du Congrès de l'an dernier où dans la discussion afin de répondre à chacun vu que le temps pour préparer ses réponses n'abonde pas, souvent celles-ci sont plus instinctives que raisonnées, j'ai réfléchi souvent à une parole qui sortit de ma bouche lorsque je disais:

malgré toute mon admiration pour M. Tarnier, je crois que le régime lacté ne réussit que dans les cas bénins. Cette idée, je l'avais d'instinct si je puis m'exprimer ainsi ; mais, après force réflexion, j'arrivais à douter de mon opinion en me disant qu'en dehors des huit jours de lait que M. Tarnier réclame pour éviter l'éclampsie sur la masse d'albuminuriques qui sont acceptées dans les maternités de Paris (car je me souviens fort bien que Mme Henry m'assurait que toutes les albuminuriques qui se présentaient trouvaient accès à la maternité du Port-Royal), en admettant ma théorie concernant l'étiologie, la synthèse de l'éclampsie, il était quand même fort étonnant qu'il ne se déclare jamais une éclampsie dans un hospice, mais au contraire qu'elles, les éclamptiques, étaient toujours des femmes de la ville apportées dans cet état. Si mon opinion était erronée, je faisais certainement un tort à M. Tarnier, regrettable à tous points de vue, car même je lui redois de la reconnaissance pour l'amabilité qu'il me prouva pendant mes recherches à Paris en 1890. Mais, comme en science la vérité doit primer, je me suis longtemps demandé pour ma propre tranquillité le moyen de preuves pour sortir de ces positions respectives, des opinions se basant sur des expériences. Longtemps je doutai d'arriver à trouver ce moyen désiré, lorsque tout à coup en étudiant le cas de Mme P. comparativement à l'éclampsie et l'urémie, je trouvai une nouvelle cause importante à mes yeux et laquelle n'est pour ainsi dire pas citée par les auteurs et dont les manuels même ne font pas mention suffisante. J'avais trouvé que l'éclampsie de Mme P. s'était déclarée à la suite d'une lessive, que l'urémie chez la même dame P. s'était aussi déclarée à la suite d'une lavée importante et nous retrouvons de nouveau une nouvelle éclamptique (dame M.), dont les crises, le douzième jour après l'accouchement, se déclarent aussi à la suite d'une lavée pénible. Est-ce que toutes ces lavées, tous ces travaux pénibles étaient accidentels, une simple coïncidence, ou bien jouaient-ils un rôle prépondérant dans l'étiologie de l'éclampsie ?

J'ai aujourd'hui dix cas d'éclampsie accessibles encore à mes investigations sur les seize cas que j'ai observés depuis mon arrivée à la Chaux-de-Fonds, et je puis certifier que chez les dix cas, quant aux fatigues, les réponses furent affirmatives sans exception. Chez l'une on me donna comme précédant les crises d'un jour ou deux un récurage de chambre ou un travail forcé pour les industrielles ou une lavée pour les femmes de ménage.

En présence de ces faits incontestables, immédiatement je fis des recherches dans mon expérience concernant les urémiques ou plus général les albuminuriques. Eh bien, dans ce domaine de la médecine interne, on retrouve aussi, je puis dire sans exception, ces effets désastreux pour les reins du surmenage.

Pour moi, aujourd'hui il n'y a plus de doute, ce sont les fatigues qui servent de mèche au tas de poudre dans les deux cas, l'urémie aussi bien que l'éclampsie. Aussi la première règle sera-t-elle, si l'on veut éviter l'éclampsie, de soumettre les femmes gravides au repos le plus complet. Et c'est ici que je reviens à l'opinion de M. Tarnier, les femmes internées soit à la maternité de Port-Royal, soit à la rue d'Assas, je les ai vues très souvent pendant l'année que je passai dans la ville-lumière. Que font-elles? Rien, peu ou pas grand'chose, parce qu'il n'y a pas grand'chose à faire. On les voit assises par groupes vers les fenêtres de leurs salles faisant de petits ouvrages du sexe, causant en deux mots, ne se fatiguant pas, tandis que les ménagères à leur domicile n'étant pas averties font leurs occupations, leurs ménages comme d'habitude. Je ne fais certes pas de reproche à la science de ne pas donner de salutaires avertissements dans cette direction, parce que, pour moi, aussi ces mesures à prendre sont nouvelles quoique très importantes. Elles sont surtout nouvelles, quant à l'importance qu'il faut y attacher. Ainsi M. Tarnier attribue le mérite d'éviter les éclampsies exclusivement au lait au moins pendant huit jours, tandis que, d'après nous, c'est essentiellement le repos auquel ces gravides sont soumises qui est la cause de ce manque d'éclampsie dans les hospices qui est un fait. Les huit jours réclamés par par M. Tarnier pour le régime lacté suffisent aussi amplement pour épurer la statistique des femmes qui entrent dans une maternité, fatiguées, éreintées. Certes, par là je ne veux pas mettre en doute les bons effets du régime lacté auquel je souscris sans autre, mais je veux simplement dire que le régime lacté exclusif appliquée après le huitième jour dans un hospice, s'applique effectivement sur des personnes reposées et où l'éclampsie n'est plus du tout menaçante, donc sur des cas bénins, ce que je tenais à prouver. Je proteste comme déjà de mon admiration pour les œuvres et la mémoire de M. Tarnier.

Traitement de l'éclampsie. — Par le fait de l'arrivée d'un nouveau facteur dans l'étiologie de l'éclampsie, il est un fait aussi : c'est que le traitement subira quelques transformations. Aussi je me propose de soumettre dans les *Archives de Virchow*, auxquelles je collabore depuis un certain nombre d'années, quelques expériences

faites avec plusieurs traitements modifiés, je dis plusieurs cas :
comme l'éclampsie est une maladie complexe, il est clair qu'un
seul traitement uniforme ne suffira pas, mais au contraire qu'il
faudra être ici très opportuniste. Je crois que la matière est assez
vaste pour en faire le sujet d'un travail spécial.

Deux mots pour clôturer ma communication : il est acquis aujourd'hui en France à peu près généralement que l'éclampsie est
une toxémie que l'initiative de notre honorable président M. Budin
nomme auto-intoxication pour indiquer la source de cet empoison-
nement. J'ai indiqué une des causes de cette auto-intoxication
comme étant la compression de l'uretère droit chez les sujets
malades, qui, elle, provoque des néphrites plus ou moins prononcées selon les circonstances. J'appelle donc l'attention des ana-
tomes qui plus souvent que je ne suis appelé à le faire sont pla-
cés pour examiner cette cause soulevée par nous.

Deux auteurs nous ont fait opposition même assez vivement : ce
sont Lubarsch et Schmorl. Lubarsch a reçu dernièrement un
reproche très dur comme homme scientifique, car Fürbringer, de
Berlin, lui opposait son manque de technique et de précision dans
le travail. Bref, aussi bien Lubarsch que Schmorl, en opposition à
nos travaux nombreux, se sont contentés de déductions purement
théoriques sans faits nouveaux, sans oser démentir par la matière
même de nos expériences.

Pour ma part, j'ai une confirmation de ma découverte à annon-
cer par un autre auteur, qui certes ne travaillait pas pour mes
intérêts, puisqu'il voulait s'attribuer à lui-même la valeur de la
trouvaille des effets produits par la compression d'un uretère.
Cela valut à l'auteur une réplique de notre part où nous lui prou-
vons que, quatre ans auparavant avant son travail, nous avions
trouvé que la compression d'un uretère produisait des inflammations rénales. Schilling, pour appeler l'auteur par son nom, ne
répondit pas à nos justifications fondées concernant la même
découverte faite par moi à une date bien antérieure à la sienne.

Je proteste énergiquement, en terminant, contre les paroles de
M. Cheynisse qui m'attribue gratuitement un bacille spécifique
dans l'éclampsie (travail paru dans la *Semaine médicale* l'an dernier),
idée que j'ai au contraire en tout temps combattue, ce qui est donc
parfaitement inexact de sa part.

PARIS. — IMPRIMERIE F. LEVÉ, RUE CASSETTE, 17.

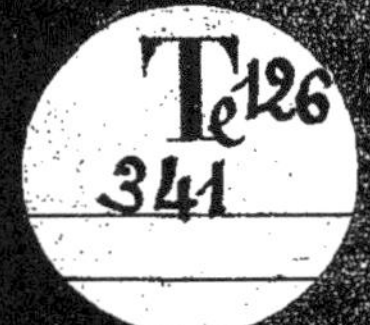

II

TROIS COMPLICATIONS CURIEUSES DE PUERPÉRIUM
CHEZ TROIS CAS ISOLÉS

Par le Dr FAVRE (Chaux-de-Fonds).

L'interprétation de ces trois cas curieux est probablement personnelle et subjective, mais cependant j'estime que tous les trois cas méritent d'être mentionnés pour des raisons diverses.

A. Diphtérie puerpérale. — Ce premier cas est surtout intéressant par le fait que la diphtérie puerpérale devient de plus en plus rare, vu les antiseptiques et peut-être aussi pour la raison que l'édilité publique prévient foule de contagions épidémiques par des mesures sanitaires et hygiéniques. Il est aussi intéressant par le fait qu'il vient confirmer et compléter les recherches que nous avions entreprise à la Maternité de Paris, M. Ehrhardt et moi, en 1890. Ces recherches ont été publiées en leur temps dans les *Nouvelles Archives de gynécologie* de MM. Doléris et Charpentier.

Alors déjà nous avions émis l'opinion, contrairement à celle de M. Widal, qui attribuait au streptocoque pyogène la faculté de produire seul la diphtérie puerpérale que le bacille de Klebs devait en être la cause. *A priori* l'opinion de Widal paraissait tout au moins risquée, car, que nous sachions, le bacille de Klebs-Löffler a le pouvoir de s'établir partout sur le corps humain, pourvu que les plaies nécessaires s'y trouvent. Nous avions alors, en compagnie de M. Ehrhardt, qui nous présentait les cas, pris de la sécrétion de femmes atteintes de diphtérie puerpérale (le nombre était de 33 qui survinrent à peu près simultanément) et trouvé en compagnie d'autres microbes, le bacille de Klebs-Löffler en cultures impures. Ce petit bacille très reconnaissable et très typique, tellement que M. Vignal dans le laboratoire duquel je travaillais me dit : « Cela doit être le microbe de la diphtérie », avait été cultivé par nous sur gélose et au moment de vouloir entreprendre l'isolement du bacille en question en passant d'abord par le sérum, plus moyen de le rencontrer nulle part, il semblait que sa vitalité avait cessé, l'épidémie de diphtérie puerpérale à ce moment avait cessé, car elle avait été de courte durée ; aussi impossibilité d'avoir à nouveau de la sécrétion vaginale diphtérique, le moment était passé. Heureusement pour nous, nous avions expérimenté, dès le début, tout en analysant nos cultures, sur des lapins en utilisant des cultures mixtes. Nous avions fait ces expériences non pas dans le but d'imiter et de reproduire les expériences de Roux et Yersin, mais bien pour savoir si les fausses membranes qui étaient apparues sur la muqueuse des vagins incriminés étaient reproduisables par nos cultures en général, donc si elles étaient de nature microbienne ou bien si elles avaient une autre cause pathologique étrangère aux microbes.

Nous avions inoculé différents lapins en choisissant de préférence les conjonctives ; mais nous ne fûmes pas peu étonnés de voir au bout de quelques jours non seulement des fausses membranes se developper dans tous les yeux infectés, mais encore le 8e, 9e ou 10e jour, les paralysies des extrémités postérieures se développer exactement comme MM. Roux et Yersin l'avaient décrit. Quelques cobayes femelles, inoculés sur la muqueuse du vagin nous avaient aussi donné des fausses membranes. Bref, en un mot, toute la présence du bacille typique de Klebs-Löffler, les résultats des expériences concordant totalement avec ceux obtenus par Roux et Yersin, indiquait que nous avions ici à faire : 1° à une maladie microbienne et 2° à une vraie diphtérie puerpérale probablement ; il ne manquait que l'isolement du bacille pour pouvoir retrancher ce « probablement », question de forme à vrai dire après nos résultats concordants avec les résultats typiques de Roux et Yersin.

Ici, comme nous l'avons dit, les cultures firent défaut et, l'épidémie ayant cessé, il n'y avait pas moyen de sortir de la difficulté.

Aussi ce n'est pas sans un vif plaisir que je puis donner un cas de diphtérie puerpérale où le bacille de Klebs-Löffler fut isolé, toujours le même bacille que nous avions vu à Paris et dont les effets étaient aussi semblables à ceux obtenus à Paris. Je n'ai qu'un regret à enregistrer, c'est que les préparations microscopiques que j'avais faites du bacille diphtérique teint au violet de gentiane alcoolique, ont pâli tellement qu'elles sont inutilisables pour une démonstration, que je pensais faire ici même et que je ferai des deux autres cas que je communiquerai à cette honorable assemblée. Au moment où je me suis aperçu de ce petit mécompte, les cultures n'existaient plus et, quant au cas clinique, il y a longtemps qu'il est guéri. Je noterai en passant cette particularité des bacilles diphtériques de se décolorer très facilement surtout lorsqu'ils sont teints avec du violet de gentiane alcoolique. La teinte primitive que nous obtenions était aussi comparativement aux résultats que nous réalisions avec ce colorant sur d'autres microbes beaucoup moins intenses, je dirai même plus délicats, d'un violet tendre.

Mais venons au cas.

Mme D..., 26 ans, accoucha pour la troisième fois d'un enfant bien portant dans des conditions obstétricales normales. Les suites eurent ceci de particulier, — à quoi faut-il l'attribuer? est pour moi encore à l'état de question, — que le lendemain sur 3 petites plaies, à l'entrée du vagin, se trouvaient des fausses membranes un peu couleur sérum bactériologique, dont je pris immédiatement une culture. Comme traitement j'utilisai les tampons à l'eau sulfureuse permanents, et les injections à l'eau alunée trois fois par jour, nous y reviendrons. Température normale. Au bout de six heures de traitement, les fausses membranes tombèrent et les petites écorchures granulèrent. La diphtérie avait disparu, l'enfant ne présenta rien de particulier, ni angine, ni croup, et chez la mère il en fut de même. Le 9ᵉ jour, comme c'est la règle, Mme D... se leva et depuis mère et enfant se sont bien portés.

Il me sera permis d'intercaler quelques remarques concernant les cultures que je fis ensuite, des expériences, et aussi deux mots concernant le traitement qui n'est pas, ce qui aura lieu d'étonner beaucoup de personnes présentes, le sérum, mais l'eau sulfureuse combinée avec l'alun ou le chlorate de potasse au choix.

Je fis d'emblée mes cultures sur du sérum de bœuf, le sang de cheval n'étant pas facile à obtenir dans nos contrées. Je m'attendais un peu, selon les indications de Thoinot et Masselin, à voir pointer immédiatement les cultures de diphtérie en premier, tandis que les autres cultures n'avaient pas eu le temps de se développer; mais, erreur, je dus en rabattre : je n'avais sur mes cultures que des streptocoques uniquement. Je venais déjà à opiner pour Widal dans certains cas, lorsque je pensai que cette règle indiquée par Thoinot et Masselin pouvait être juste lorsque le bacille diphtérique a la suprématie numérique dès le début sur le malade, tandis que, dans le cas contraire, lorsque les bacilles ne sont présents qu'en petit nombre sur le sujet, il pouvait en être autrement. Je pris la résolution de faire toute une série d'inoculations successives, fraîches, d'un tube de sérum diphtérique tout frais de douze heures d'étuve sur un autre stérile et ainsi de suite ; mais, malgré l'augmentation considérable des bacilles diphtériques dans chaque nouveau tube sur les autres microbes, je crois que j'aurais dû consacrer des mois pour arriver à des cultures pures par ce procédé, du bacille de Klebs. Je fis mes cultures en plaque sur gélose afin de prendre la tangente et de là, avec des cultures pures, j'ensemençai sur du sérum, qui me permît d'obtenir les résultats sur les lapins au nombre de 10, résultats que nous avions déjà obtenus à Paris et que MM. Roux et Yersin avaient encore avant donnés comme type.

Ainsi la diphtérie puerpérale est bien la vraie diphtérie, chose évidente depuis nos recherches de 1890 et qui a été confirmée déjà par Longyear en 1897 (Voir *American Journ. of obst.*, octobre 1897).

De ceci ressort qu'il n'est pas bon de se contenter, d'après un seul essai, du résultat obtenu bactériologiquement parlant, mais qu'il est prudent d'essayer plusieurs procédés surtout lorsque les bacilles viennent à manquer apparemment dans un cas.

Il ressort un second point, c'est que nos prévisions de 1890 qui étaient alors déjà fondées sur la diphtérie puerpérale sont confirmées de plus en plus.

A nos yeux, il ressort un troisième point, c'est que les membranes formées par le streptocoque que nous ne nions pas, ont une tout autre couleur, car elles sont jaunâtres couleur pus, tandis que les membranes diphtériques pures ont sur la muqueuse peu altérée une couleur blanc bleuâtre opaque donnant l'impression de la profondeur de la transparence, mais qui n'est pas, car avec la transparence, on aurait plutôt une couleur rosée, ce qui n'arrive pas. En cas de plaies, les membranes diphtériques sont un peu plus jaunâtres, non pas le jaune pus, mais bien le jaune rouge couleur tuile. Il y a aussi des formes mélangées. Quant aux températures, selon les localisations, varie aussi le thermomètre en diphtérie.

Concernant la thérapie, Messieurs, vous ne serez pas peu étonnés d'apprendre que, dans une fin de siècle où tout le monde ne parle que sérothérapie, il puisse exister encore un médecin qui préfère un autre traitement à la sérothérapie. Et quand je dirai que j'obtiens avec ce traitement, qui n'est pas compliqué, de meilleurs résultats qu'avec le sérum, personne ne pourra se résoudre à le croire, je ne parle pas de la diphtérie puerpérale qui généralement a toujours été bénigne, mais de la diphtérie en général. Quand je dirai que l'état civil est là pour certifier que, sur les malades soignés par moi et qui ont suivi le traitement pour la diphtérie, et ils sont 208, 7 nouveaux cas depuis le congrès confirment de plus en plus notre règle (7. VII, 99) jusqu'à ce jour sans exception. Jusqu'à aujourd'hui, je n'ai pas un cas de mort (il faut dire que dans mon pays avec les questions du cou le public n'attend jamais ou presque jamais passé 4 jours de maladie), cela sera sûrement inadmissible. Et cependant en 48 heures, au plus tard 72 heures jusqu'à ce jour, tous ces cas ont été guéris. Est-ce une coïncidence, en présence de passé 200 cas? je crois pouvoir réfuter cette possibilité. Quand j'ajouterai que j'ai vu des désastres, au moins c'est ainsi que j'ai interprété les situations, lorsqu'un enfant ou des adultes, au début de l'affection diphtérique lorsqu'il a bonne mine et qu'on lui injecte de sérum dans la quantité prescrite sous-cutanée et que rapidement, quelques heures après, le ou les malades ne sont plus, il y a de quoi arrêter le zèle le plus fervent. On m'objectera la qualité du sérum, je ne disconviens pas, il y a du reste toujours matière à discuter, mais, en attendant, j'ai vu des désastres et dans la pratique particulière cela donne simplement à réfléchir, tandis qu'avec notre traitement nous allons sans avoir jusqu'à ce jour de décès; aussi n'avons-nous pas de raison de nous en départir, vu qu'il est encore inoffensif, tandis que le sérum de cheval est un poison du bacille même sans contredit.

Ce procédé consiste en application permanente d'eau sulfureuse, qui a le pouvoir de tuer rapidement le bacille de Klebs-Löffler. Dans les parties où l'application permanente d'eau sulfureuse n'est pas possible comme le cou, nous faisons inhaler fréquemment toutes les heures ou toutes les deux heures, pendant 10 minutes, la nuit comme le jour, l'eau sulfureuse quel que soit l'âge du bébé, si le malade est adulte, en gargarismes de quart d'heure en quart d'heure; on arrive très bien. Trois fois par jour on emploie le chlorate de potasse ou l'alun sous forme d'irrigation, de gargarismes ou d'insufflation selon la localisation.

Nous avons cru remarquer que le sulfure de potasse tue rapidement le bacille, tandis que l'alun astringent détache plus facilement les fausses membranes. L'eau sulfureuse, qui a aussi le pouvoir de détruire le bacille de la gangrène, du bacille de la tuberculose, se compose de :

Sulfure de potasse 1 gramme;

Acide sulfurique, 1 goutte;

Eau, 1 litre;

In statu nascendi, la meilleure.

La permanence ou la fréquence des applications d'eau sulfureuse et d'un astringent sont, d'après nous, les conditions à exiger pour arriver à une prompte solution et guérison de la diphtérie, qu'elle puisse se trouver où que ce soit. C'est ce qui fait que les traitements antérieurs des croups donnaient des résultats si défectueux, tandis que la diphtérie des plaies n'arrive que très rarement et encore pour être guéries rapidement, parce que le traitement du cou est plus difficile qu'une plaie qui peut être recouverte sans peine d'un pansement antiseptique durable. Pour les affections du cou diphtérique, le traitement doit être continué quelques jours après la guérison afin d'éviter des récidives.

Nous avons en plus deux cas intéressants qui prouvent que nos nombreuses guérisons ne sont pas un hasard de cas bénins. Le premier cas est un enfant de 7 ans qui souffrait d'une pharyngite diphtérique. L'application de notre traitement amena la chute des fausses membranes au bout de 48 heures, sauf une petite restant d'une plus grande siégeant sur l'amygdale droite. Depuis ce jour je laissais les parents faire et continuer puisqu'il n'y avait plus qu'à continuer le traitement si bien commencé; mais les parents négligèrent, devant le refus de l'enfant, de le gargariser et il resta sans soin. Six jours après, lorsque je revis l'enfant, toutes les places qui avaient été nettoyées par notre traitement initial étaient recouvertes de fausses membranes à nouveau et il y en avait de nouvelles, l'enfant avait singulièrement pâli, était même cadavérique. Les parents m'avouèrent n'avoir plus rien fait. L'enfant mourut deux jours après dans une crise urémique, il était empoisonné. Mon traitement avait amené en 48 heures une amélioration considérable, la chute presque totale des peaux; mais, ensuite subitement interrompu, le [mal reprit pour amener la mort, vu que les bacilles n'avaient plus à lutter contre quel traitement médical que ce soit.

Un frère de 2 ans du premier enfant tomba malade de la diphtérie le jour après le décès du premier. Notre traitement appliqué amena la guérison totale en 72 heures, car celui-ci je le suivis de près. Deux autres sœurs, une de 6 ans et une de 9 ans, firent, sur mon conseil, fréquemment des gargarismes à l'eau sulfureuse à titre préventif. Elles n'eurent pas la diphtérie, aussi il n'y aurait rien d'extraordinaire à ce que l'eau sulfureuse empêche la maladie de se déclarer, car aussi bien que l'eau sulfureuse tue le microbe pendant l'affection, pourquoi ne le tuerait-il pas avant qu'il ait produit la maladie?

Une demoiselle adulte dans une autre famille, qui souffrait de diphtérie du pharynx, après lui avoir annoncé moyennant mon traitement la guérison en 48 heures, je ne fus pas peu étonné d'apprendre que le 6ᵉ jour après, les fausses membranes tombaient seulement. Surpris au plus haut degré de ce changement subit dans mes résultats, je puis dire jusqu'à ce jour sans exception, je demandai si mon traitement avait été suivi scrupuleusement, sur quoi cette demoiselle me répondit qu'elle n'avait pas utilisé l'eau sulfureuse dont l'odeur n'était pas agréable et qu'elle n'avait utilisé que fréquemment de demi-heure en demi-heure le chlorate de potasse en solution d'une forte pointe de couteau dans un verre d'eau. Ici de nouveau, quoique le cas ne soit pas mortel vu l'âge de la malade, la guérison n'est survenue que trois fois l'espace nécessaire d'habitude pour la guérison : donc au lieu de deux jours la règle, il en a fallu 6, parce que l'eau sulfureuse, le principal, manquait. J'ai cru devoir donner ces détails précis puisés dans d'autres domaines, mais qui sont quand même d'actualité pour ce qui concerne la diphtérie, car tous les cas mentionnés par nous traitent de la maladie du bacille de Klebs-Löffler, afin de montrer que nos conclusions sont justifiées pour la diphtérie puerpérale étudiée par nous en 1890 en compagnie de M. Ehrhardt et aujourd'hui, personnellement, dans un nouveau cas confirmant nos conclusions de 1890, qui disaient : « En conséquence, il serait bon d'exclure dorénavant de la diphtérie puerpérale toutes les formes d'affection pseudo-membraneuse qui se développeraient au cours de l'infection puerpérale, sans avoir pour cause première un bacille semblable, identique à celui de Klebs-Löffler qui serait en état de produire les mêmes symptômes, décrits antérieurement par les auteurs. »

Concernant la question de traitement, j'ai cru donner des détails très précis aussi dans le but de justifier mon traitement et l'emploi du sérum par nous dans les cas seuls où notre traitement n'atteint plus les places infectées. Nous avons tenu à justifier cette restriction de notre part de la saturation du sang de nos malades avec le virus du bacille aux cas très avancés, aux cas où le sérum seul peut encore atteindre le microbe d'après nos expériences sans résultat appréciable.

2° **Un cas de puerpérium compliqué de blennorrhagie.** — Mᵐᵉ W., 25 ans, accoucha, le 10 décembre 1898, d'un gros bébé masculin dans des conditions normales. Mᵐᵉ W. était primipare. — Le placenta était normal, durée du travail 4 heures. — Le jour suivant, Mᵐᵉ W. se plaint de douleurs dans l'abdomen dans

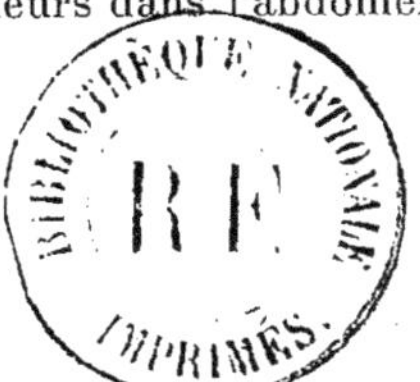

la région inférieure, elle ressent comme une barre en travers du ventre. La pression sur la matrice est un peu sensible, mais pas ce qu'on appellerait douloureuse. Nous prenons la température qui marque 38°,2. Le jour suivant, le 12 décembre 1898, Mme W. se plaint que ses douleurs ont augmenté, mais elle accuse le pli de l'aine gauche comme siège d'une nouvelle douleur. Par la palpation nous sentons une glande engorgée. Les jours suivants, nous mettons de la glace aussi sur cette glande, mais sans grand effet; car on voit rougir la peau et j'ai la conviction qu'il s'agit d'un bubon en formation : effectivement, car trois jours après, j'en fais l'incision en ayant soin d'en prendre du pus avec les précautions nécessaires. Du fait que le bubon s'accentue, les douleurs abdominales diminuent, mais la température augmenta un jour même jusqu'à 39°,5.

Les suites de couches se passent assez bien concernant la matrice, Mme W. reste au lit cinq semaines de plus à cause du bubon qui suppure et se lève ensuite pour voir son bubon suppuré, se cicatriser au bout de quatre semaines.

Je m'informe sur les pertes, sur leurs couleurs avant l'accouchement, car la sécrétion vaginale abondante des femmes enceintes est une chose reconnue normale. Mme W. m'indique que ses pertes ne sont pas fortes, mais qu'effectivement elles avaient une couleur jaunâtre. Elles cartonnent la chemise. M. W. qui me questionne au sujet de sa femme, me dit que lui-même revoit de temps en temps un écoulement qui date depuis avant son mariage et d'où il avait emporté alors une épididymite. Par de plus amples renseignements, M. W. n'a jamais été bien guéri, car le matin fréquemment, il observe une grosse goutte à l'entrée du méat sur pression. Je prends des cultures aussi du pus de M. W. et nous les comparons à ceux que nous obtenons du pus de Mme W. Les yeux de l'enfant qui, le deuxième jour, n'accusaient pas encore de suppuration, furent traités immédiatement et préventivement au sublimé à 0,5 0/00 de 2 heures en 2 heures, car ici aussi avonsnous remarqué que la fréquence du traitement est supérieure, quant aux guérisons promptes et sans tare, et les yeux ne donnèrent pas.

Nous trouvons, en examinant les cultures de M^{me}et M. W. dans les deux cas des cultures pures d'un bacille mesurant 1.2, 1.5 µ et plus de long et 0,4 µ de large. Ce bacille, assez effilé, se cultive très bien sur sérum en laissant des traces blanchâtres transparentes assez compactes. Des cultures sur gélatine ne liquéfient pas celle-ci. L'ensemencement essayé sur pommes de terre et carottes reste sans résultat. Les cultures troublent le bouillon et donnent des filaments nageant dans l'intérieur. Des essais furent faits sur des oreilles de lapins. Une oreille donna un semblant de petit abcès au bout de 3 jours, tandis que les autres lapins succombèrent de septicémie le 1ᵉʳ ou le 2ᵉ jour généralement.

Nous avons relevé ce cas pour deux raisons : 1° parce qu'il nous a donné une fièvre puerpérale légère à forme blennorrhagique, et 2° parce que le microbe obtenu est loin d'être le gonocoque de Neisser, mais bien un bacille.

Nous ne pouvons passer cette occasion sans briser une lance en faveur des injections vaginales que l'on a prétendu plutôt défavorables qu'avantageuses pour éviter les infections puerpérales. Certains auteurs ont même prétendu que le vagin possédait un liquide anéantissant le streptocoque, par exemple, et en faisant des injections vaginales l'on empêcherait l'action de cette sécrétion délétère pour les microbes et l'on favoriserait, au contraire, une poussée de ces microbes dans l'intérieur. Je trouve que, dans les expériences faites sur la disparition du streptocoque du vagin en temps normaux, l'auteur ne tient pas assez compte du mauvais terrain (puisqu'il n'y a pas de plaies) spécialement pour ce microbe, et l'auteur a sûrement tort d'attribuer cette disparition totalement au suc sécrété par le vagin. Mais, bien plus, les injections vaginales ne se font pas avec de l'eau simple du reste, qui ne produirait pas grand' chose comme antiseptique, mais avec du sublimé corrosif, et il resterait à l'auteur à prouver que son suc vaginal est plus efficace que le sublimé corrosif en solution, ce dont nous doutons beaucoup. Mais bien : plus avec des injections et la matrice bien vidée dès le début, nous n'avons jamais remarqué de complications sérieuses. — Par contre, nous avons souvent remarqué que certains microbes autres que le streptocoque, car il n'est pas l'unique à faire des montées de température avec complications sérieuses, s'installent sur toutes les parties du vagin et au delà, en franchissant la frontière utérine, nous faisons essentiellement allusion à la blennorrhagie, comme dans le cas présent. Il en est de même de la syphilis. Nous avons aussi régulièrement remarqué que, lorsque des suites du placenta restent dans l'utérus détachées pour une part de la circulation maternelle, régulièrement tous les symptômes fiévreux alarmants, menaçant même de mort, surviennent, que l'on fasse des injections ou qu'on n'en fasse pas. Donc, l'injection, sans donner une garantie absolue que le manque d'injection est loin de donner, l'injection établit la propreté et nous n'avons, jusqu'à ce jour, pas eu à nous en plaindre, au contraire, à nous en louer, car, même dans les cas désespérés, les injections intra-utérines semblaient atténuer le mal et éloigner l'échéance létale.

Ce cas, par la coïncidence de ce bubon suppuré, coïncidence rare, car dans la littérature nous n'en voyons pas la mention, nous l'expliquons par une légère lésion interne, c'est-à-dire vaginale ou utéro-vaginale, et de là une fusée dans le pli de l'aine gauche, jusqu'à une glande lymphatique, qui suppura.

Nous en concluons que, contrairement à l'opinion de Neisser que seul le gonocoque avait le privilège de produire la blennorrhagie typique, opinion qui commence cependant à perdre ses adhérents (Willowsky, tenant compte des inoculations positives de Bockart avec son pseudo-gonocoque et des résultats de Werssnieu qui inoculait dans l'urètre masculin un diplocoque autre que celui de Neisser, provoquait aussi une blennorrhagie, attribuait aussi à son diplocoque, autre que celui de Neisser, un rôle pathogène dans la blennorrhagie, dans la gonorrhée), nous sommes aussi partisan de laisser la blennorrhagie accessible à plusieurs microbes, ce qui est naturel du reste *a priori*; car comment admettre que la forme grave de suppuration du vagin, aussi bien que de l'urètre masculin, ne ressorte que d'un seul et unique microbe le gonocoque? Cela n'est pas probable, pas plus que le pus des plaies ouvertes.

Aussi, en présence de cette lymphadénite d'une part et de l'épididymite d'autre part, nous ne pouvons admettre qu'il s'agisse ici d'une urétrite bénigne, faux-fuyant que certains auteurs ont choisi, pour éviter la contradiction. Qu'on laisse la gonorrhée au gonocoque, mais que l'on restreigne la gonorrhée aux cas où il est prouvé que le gonocoque en est l'auteur, et laissons les autres blennorrhagies exister, sans vouloir leur octroyer par force aussi un gonocoque. Depuis cet accident dans cet accouchement, j'ai examiné de nombreux cas de blennorrhagie masculine et je puis dire que rarement j'ai trouvé le gonocoque, tandis que presque tous les cas présentaient des microbes différents. Chez la femme, les recherches restent toujours infructueuses, parce que le vagin féminin héberge une nuée de microbes normalement et même le gonocoque, et il faut des chances de bubons suppurés pour trouver la cause de l'inflammation et de la suppuration.

Nous avons même trouvé, dans notre pratique médicale, des ophthalmies et non pas des plus anodines dans la conjonctive d'enfants chez les parents desquels il n'avait pas existé trace de suppuration, non pas que le microbe facteur manquât. Aussi, avons-nous été quelque peu surpris de ces constatations démentant les traditions admises assez généralement. Je me suis même trouvé dans un cas où la rupture menaçait les époux ; aussi, avec ce peu de sécurité qui existe dans les affirmations de Neisser, j'y vois même un danger social en faisant sûrement tort à un ou aux deux époux.

Nous constatons souvent que deux infections blennorrhagiques qui se suivent de près sont souvent la première faible et la seconde forte, des symptômes qui font présumer qu'il s'agit de causes diverses. D'autres auteurs ont fait les mêmes expériences négatives que nous-mêmes. Nous citerons Hansteen qui, sur trois cas de lymphadénite suppurée, ne trouva que dans un cas le gonocoque. Nous citons ensuite Hermann qui trouva dans l'inoculation des gonocoques, sur des yeux de lapins et chats nouveau-nés, des résultats négatifs.

Nous citons Heller qui fit des essais aussi sur des yeux de lapins et trouva que le gonocoque donnait des ophtalmies semblables à celles des nouveau-nés ; mais où nous ne pouvons suivre Heller, c'est quand il affirme que les microbes que l'on rencontre dans les urétrites et même le diplocoque de Wisskowski né donnaient pas de résultats positifs dans le sens que cela doit être une preuve que le gonocoque seul a la propriété de provoquer une chaude-pisse, car pour le poids fondamental, les yeux de lapins ne sont pas les yeux de l'homme, Heller devrait le savoir mieux que personne, puisque, pour arriver à ces résultats, il était obligé de prendre des lapins avec les yeux fermés, tandis que chez les lapins qui ont déjà les yeux ouverts l'inoculation échoue, parce que les battements des paupières enlèvent les matières infectieuses ; mais, que nous sachions, et Heller devrait le savoir, l'enfant nouveau-né passe souvent rapidement au travers le vagin et a d'emblée la blennorrhagie, tout en battant d'emblée les paupières, ce qui signifie que la distance est assez grande entre l'homme et le lapin pour cette affection, et qu'en conséquence les conclusions émanant de comparaisons d'animaux en rapprochement à l'homme doivent être faites plus prudemment.

Il nous semble effectivement que quelquefois les bactériologistes s'éloignent réellement trop de la clinique pour chercher leurs preuves dans une espèce d'animaux, pour réintroduire ces preuves dans la clinique et surtout sans réserve. Pour nous, qui nous occupons beaucoup de bactériologie en clinique, nous estimons que les observations cliniques valent mieux que les expériences sur les animaux, et ce n'est qu'en cas de preuves à fournir que la clinique ne peut donner que nous faisons appel à l'expérimentation, dont les conclusions sont régulièrement frappées par nous de réserve.

Un cas d'érysipèle chronique de la face compliquant un puerperium. — Le troisième cas est un cas d'érysipèle bizarre de la face chez une dame gravide au sixième mois de grossesse, dont le traitemeut énergique nous amena, au cinquième jour, une couche prématurée. Devions-nous soigner cet érysipèle datant de trois mois d'existence? ou bien devions-nous attendre, moyennant quelques remèdes palliatifs, la fin de la grossesse? En présence des douleurs que cet érysipèle procurait et afin d'éviter une complication gênante pour la couche à terme, nous avons décidé de traiter cet érysipèle énergiquement; mais, à notre grand désappointement, le cinquième jour du traitement, les douleurs sourdes dans le ventre commencent pour se terminer par une couche prématurée au commencement du sixième jour du traitement. A ce moment, de nouveau, nous nous demandâmes s'il était prudent de continuer ce traitement de l'érysipèle et quelles mesures de précaution nous devions prendre afin d'éviter une communication de l'érysipèle à la plaie utérine, complication reconnue excessivement sérieuse, ou si nous devions entourer la face érysipélateuse d'un mur antiseptique et ne nous occuper que du bas afin d'éviter toute contagion. Nous avons opté pour la première alternative, car entourer l'érysipèle d'une muraille de Chine lorsqu'il s'agit de la même personne n'est guère possible a priori : aussi, vu les circonstances, avons-nous préféré suivre hardiment notre première initiative.

On se demandera certainement quelle forme d'érysipèle cela pouvait bien être, qui dure trois mois en menaçant de s'éterniser. Il s'agissait de cinq foyers différents, sans compter ceux cachés dans l'intérieur du nez, localisés ou sur le nez ou sur la face dans le voisinage du nez, représentaut une petite croûte au niveau de la peau et très adhérente avec celle-là, de sorte que nous étions obligés de prendre un couteau pour détacher cette croûte grosse comme le disque d'un grain de millet. Autour de cette croûte se trouvait une auréole plus ou moins large, de couleur amarante, la plus petite d'un centimètre et demi de diamètre. Cette auréole faisait corps avec la croûte centrale et présentait même, allant sensiblement plus au dehors, de la rougeur, une enflure caractéristique, il devait s'agir d'érysipèle. En soulevant ces petites croûtes avec le couteau, on trouvait une petite quantité de pus épais attaché à la croûte. Nous prîmes de ces cultures de pus et nous obtînmes une association de deux espèces de microbes, le streptocoque Fehleisen et un bacille pyogène, ce que nos expériences nous ont montré. Comme ce bacille avait la tendance marquée de former encore d'autres foyers en étendant l'érysipèle et comme nous pouvions constater *de visu* que l'érysipèle ne se guérissait pas, mais qu'un minimum de rougeur persistait toujours prêt à une nouvelle invasion (à chaque assaut de notre part, l'érysipèle répondait par une aggravation de son mal; mais, au retour des choses, nous nous apercevons que le mal perdait du terrain et que nous en gagnions); nous nous décidâmes à agir.

Nous prîmes du savon vert en lotions et laissions faire des applications de pommade zinco-ichtyolée sur la face, tout en irriguant l'intérieur du nez avec de l'eau sulfureuse.

Le cinquième jour, le travail utérin commença et pendant ce temps nous étendions des gazes imbibées à l'eau sulfureuse sur la face. Heureusement, le placenta suivit à un quart d'heure la naissance d'un enfant né non viable, ce qui nous épargnait des manipulations dans l'intérieur du corps, qui auraient pu être très dangereuses en introduisant des germes.

L'accouchement terminé, nous fîmes l'irrigation vaginale d'usage et ensuite nous plaçâmes sur la vulve et pénétrant légèrement l'introitus du vagin un tampon imbibé d'eau sulfureuse. Alors commença l'anxiété, car nous savions fort bien que, très souvent, l'érysipèle n'est guère sensible au toucher, ce qui nous faisait présumer qu'une inflammation utérine érysipélateuse ne saurait toujours être aussi douloureuse que les inflammations dues à d'autres microbes de suppuration, d'où difficulté de diagnostic. En même temps, la température ne pouvait pas être de grande utilité non plus, vu que la fièvre puerpérale aussi bien que l'érysipèle peuvent donner des températures élevées. Comme heureusement la température ne dépassa pas 38°5 jusqu'au troisième jour, ce qui rentrait dans les températures normales chez Mme A., âgée de 33 ans, nous n'arrivâmes pas à nous trouver sur des charbons ardents, savoir à qui attribuer ces exacerbations de température; mais c'était un pur hasard, car l'érysipèle a tant de caprices et la situation ne manquait pas de complexité. Nous continuâmes les tampons à l'eau sulfureuse jusqu'au dixième jour dans le vagin dans la continuation toujours à titre préventif, puisque l'eau sulfureuse s'était manifestée comme excellent microbicide. — Dans les cas où nous désirons un antiseptique sûr et de

— 14 —

longue durée, nous employons l'*eau sulfureuse* et l'*acide phénique* 10%, le premier étant de beaucoup plus recommandable, parce qu'il est indifférent pour les tissus, tandis que le second, l'acide phénique, attaque les tissus. L'action du sublimé est trop passagère, car l'albumine suffit pour transformer le sublimé corrosif en albuminates qui ne sont pas antiseptiques.

Quelques mots pour résumer la bactériologie de ce cas :

Le bacille pyogène, qui accompagne le streptocoque Fehleisen et qui pratiquait les portes d'entrée nécessaires pour l'introducduction du streptocoque, mesurait 0.5 μ de large et 1.5 μ, 2.0 μ et 3 μ de long.

Quant au streptocoque de Fehleisen, nous lui avons trouvé un aspect, une idée plus volumineuse que le streptocoque pyogène et nous avons trouvé que les chaînettes étaient de beaucoup moins longues dans la catégorie Fehleisen qu'ils ne sont dans le streptocoque pyogène, où nous avons compté fréquemment 20 et 30 microbes par chaînette. En plus, nous n'avons jamais remarqué, dans la catégorie strepto-érysipèle, ce que nous avons fréquemment remarqué chez le pyogène, un ruban plus clair que le fond de la préparation et sur lequel les streptocoques pyogènes ont l'air d'être fixés. Ce ruban, nous ne l'avons jamais remarqué dans les préparations de l'érysipèle. Sans cela, les microbes de l'un et de l'autre sont semblables; nous disons semblables, car l'hypothèse Widal, Chantemesse, qui a été confirmée par Koch dernièrement, que les deux streptocoques ne forment qu'un, ne m'a pas convaincu jusqu'à ce jour, car le point essentiel à nos yeux qui ne nous satisfait nullement et qui est de beaucoup plus capital que l'oreille du lapin, c'est la clinique humaine, et, dans ce domaine, nos expériences nous ont toujours fait voir deux microbes sinon bien différents comme forme, au moins différents comme effets.

Encore un point que nous toucherons, c'est la sérothérapie de l'érysipèle.

Ce cas de puerpérium, compliqué d'un érysipèle chronique, nous montre le peu d'efficacité que l'on peut attendre d'une sérothérapie dans l'érysipèle, car nous avons remarqué dans ce cas que, malgré les nombreuses places infectées, donc sérothérapisées naturellement, cela n'empêchait pas à d'autres places de prendre une marche aiguë violente sur le même sujet. L'immunisation obtenue a plutôt l'air d'être locale et de reposer dans les canaux lymphatiques plutôt que dans le sang. Mais bien plus : dans notre cas, avec la sérothérapie seule, nous n'aurions jamais éliminé ces foyers faiblement purulents, source d'érysipèle que nous avons pu détruire par des moyens énergiques et locaux.

Ici aussi nous avons une complication peu sérieuse d'un puerperium, mais qui aurait pu devenir une complication très sérieuse.